Leonie Vogt

REFLUX

Wissenswertes für Betroffene und Therapeuten

Leonie Vogt

REFLUX

Wissenswertes für Betroffene und Therapeuten

Schulz-Kirchner Verlag

Bibliografische Information der Deutschen Nationalbibliothek

Die Deutsche Nationalbibliothek verzeichnet diese Publikation in der Deutschen Nationalbibliografie; detaillierte bibliografische Daten sind im Internet über http://dnb.d-nb.de abrufbar.

Besuchen Sie uns im Internet: www.schulz-kirchner.de

1. Auflage 2019
ISBN 978-3-8248-1242-4
eISBN 978-3-8248-9944-9

Mollweg 2, D-65510 Idstein
Vertretungsberechtigte Geschäftsführer:
Dr. Ullrich Schulz-Kirchner, Nicole Eitel
Titelfoto: © Africa Studio – fotolia.com
Fachlektorat: Dr. Ulla Beushausen
Lektorat: Doris Zimmermann
Umschlagentwurf und Layout: Petra Jeck
Druck und Bindung:
medienhaus Plump GmbH, Rolandsecker Weg 33, 53619 Rheinbreitbach
Printed in Germany

Inhalt

Einleitung

Leiden Sie an Reflux bzw. an Sodbrennen? Eine Frage, die viele auf Anhieb mit ‚Nein' beantworten, ohne genau zu wissen, was Reflux überhaupt ist, wie er entsteht und was man dagegen tun kann.
Reflux wird fälschlicherweise im Alltag oft gleichgesetzt mit Sodbrennen. Ein Sodbrennen beschreibt tatsächlich lediglich ein Symptom der Refluxkrankheit.
Dieser Ratgeber richtet sich an Betroffene, Angehörige und logopädisch Tätige, die häufig in Kontakt mit Refluxpatientinnen und -patienten stehen, und gibt einen Überblick über die Erkrankung. Leider mangelte es bis dato an einem Werk, welches das Thema Reflux verständlich behandelt. Vorhandene Arbeiten richten sich in erster Linie an Fachpersonen und thematisieren oft nur bestimmte Refluxarten.
Sie erhalten zunächst einen Überblick über die Erscheinungsformen eines Refluxes, die typischen Symptome sowie deren Entstehung, Diagnostik und Therapie. Im Anschluss werden Folgeerkrankungen, Risikofaktoren und Präventionsmaßnahmen dargestellt. Auch der Zusammenhang zwischen Reflux und Stimmstörungen findet Beachtung.
Der Ratgeber erklärt Ihnen auf verständliche Weise, wie es zu der Erkrankung kommt und welche Symptome typisch sind. Sie erhalten Tipps, welche Hausmittel und Übungen Sie anwenden können und wann eine Vorstellung bei einer Fachärztin bzw. bei einem Facharzt sinnvoll ist. Gängige Untersuchungsmethoden werden vorgestellt und in Form eines Selbsttests wird Ihnen ein Fragebogen zur Verfügung gestellt, mit dem Sie einen möglichen Refluxverdacht erkennen können. Darüber hinaus erhalten Sie Informationen zu unterschiedlichen Therapiemöglichkeiten.
Die Auswirkungen von Lebensumständen, wie sportliche Betätigung, eine Schwangerschaft, eine Ernährungsumstellung oder Stresssituationen, werden erläutert.
Therapeutinnen und Therapeuten informiert der Ratgeber über die Zusammenhänge zwischen Reflux und Stimmstörungen. Sie sollten dann nach der Lektüre einschätzen können, wann eine Empfehlung zur weiterführenden Diagnostik notwendig ist.

Begriffserklärung

Was ist Reflux?

Definiert wird ein Reflux (lateinisch ‚re' zurück und ‚fluere' fließen) als Rückfluss von Magensäure in die Speiseröhre. Rund 20 % der Bevölkerung leiden an einem Reflux; Tendenz steigend (Seewald et al., 2017). Mögliche Symptome sind in Abbildung 1 zusammengefasst.

Refluxarten

Eine Refluxerkrankung kann in unterschiedlichen Erscheinungsformen auftreten. Dabei wird differenziert, ob die Symptome lediglich die Speiseröhre betreffen oder ob sie sich auch auf darüber liegende Bereiche ausbreiten. Dementsprechend wird der gastroösophageale Reflux

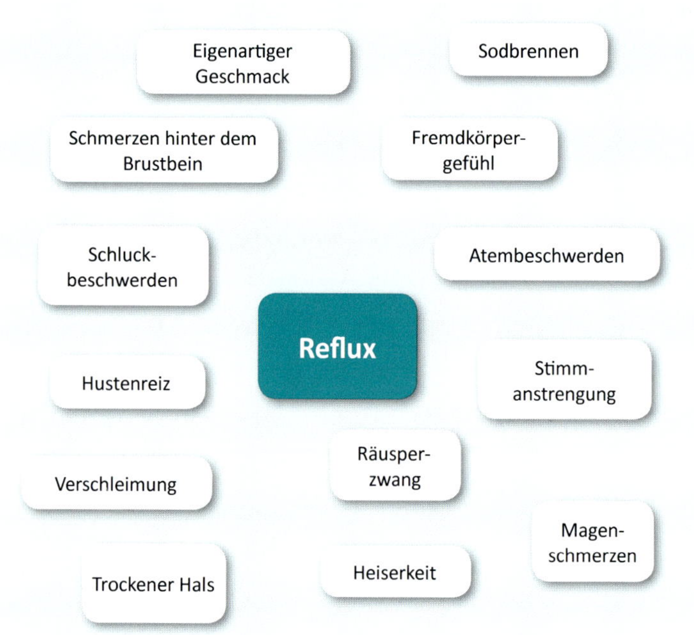
Eigenartiger Geschmack
Sodbrennen
Schmerzen hinter dem Brustbein
Fremdkörpergefühl
Schluckbeschwerden
Atembeschwerden
Reflux
Hustenreiz
Stimmanstrengung
Räusperzwang
Verschleimung
Magenschmerzen
Heiserkeit
Trockener Hals

Abb. 1: Refluxsymptome

(Gastroesophageal Reflux Disease/GERD) – Rückfluss vom Magen in die Speiseröhre – vom extraösophagealen bzw. dem laryngopharyngealen Reflux (LPR) – Rückfluss vom Magen in Bereiche über die Speiseröhre hinaus: Larynx, Pharynx, Nase, Bronchien – abgegrenzt.

Bei einem GERD steigt die Magensäure – bedingt durch eine Störung des unteren Schließmuskels, der normalerweise die Speiseröhre verschließt – aus dem Magen hoch. Der obere Speiseröhrenschließmuskel ist intakt, sodass die Magensäure den Kehlkopf nicht passieren und schädigen kann. Stimmbeschwerden treten daher bei einem reinen GERD selten auf. Sodbrennen, saures Aufstoßen und Schmerzen hinter dem Brustbein sind hingegen typische Symptome. Ursache ist die bei einem GERD zusätzlich gestörte Beweglichkeit der Speiseröhre, infolgedessen eine Reinigung von der Säure nur begrenzt stattfinden kann. Die Säure verweilt in der Speiseröhre. Durch die erhöhte Kontaktzeit mit der Magensäure kann es zu Schädigungen an der Speiseröhrenschleimhaut kommen.

Werden Schleimhautveränderungen festgestellt, liegt ein erosiver Reflux (ER) vor. Dabei kommt es zu einer Entzündung der Speiseröhre (Reflux-ösophagitis). Aus einer erosiven Refluxerkrankung kann ein Barrett-Ösophagus entstehen (siehe Kapitel *Folgeerkrankungen*).
Im Gegensatz zu einem ER liegen bei einem nicht-erosiven Reflux (NER) keine nachweisbaren Verletzungen der Speiseröhrenschleimhaut vor (Jungheim & Ptok, 2011).

Bei einem LPR schließt weder der untere noch der obere Schließmuskel die Speiseröhre vollständig ab, infolgedessen gelangt die Magensäure – anders als bei einem GERD – bis auf die Kehlkopfebene. Die Schleimhäute sind dort nicht resistent gegenüber der Magensäure, sodass sie gereizt werden. Als Folge können z. B. Stimmstörungen, Fremdkörpergefühle, Räusperzwänge, Schluckbeschwerden, chronischer Husten oder Zungenbrennen auftreten. Die Beweglichkeit der Speiseröhre ist bei dieser Refluxart intakt, sodass eine Reinigung von der Magensäure rasch erfolgt und die Kontaktzeit der Speiseröhre mit der Säure gering ist. Daher bleiben eine Refluxösophagitis (Speiseröhrenentzündung) und auch Symptome wie Sodbrennen oder Aufstoßen, die den Magen oder die Speiseröhre betreffen, oft aus. Deshalb wird der LPR auch stiller Reflux genannt. Die logopädische Anamnese ist bei Vorliegen dieser Erkrankung erschwert,

Tab. 1: Refluxarten

<table>
<tr><td rowspan="1">LPR</td><td colspan="2">■ Oberer und unterer Schließmuskel defekt → Säure steigt bis auf Kehlkopfebene → Kehlkopfschleimhaut geschädigt
■ Beweglichkeit der Speiseröhre intakt → Reinigung der Speiseröhre von der Magensäure möglich → intakte Speiseröhrenschleimhaut</td></tr>
<tr><td rowspan="3">GERD</td><td colspan="2">■ Unterer Schließmuskel defekt
■ Oberer Schließmuskel intakt → keine Schäden der Kehlkopfschleimhaut
■ Beweglichkeit der Speiseröhre gestört → Reinigung von der Magensäure erschwert → Schleimhautschäden in der Speiseröhre</td></tr>
<tr><td>NER</td><td>Ohne nachweisbare Gewebeschäden</td></tr>
<tr><td>ER</td><td>Nachweisbare Gewebeschäden</td></tr>
<tr><td>Hypersensitiver Ösophagus</td><td colspan="2">Symptome durch physiologische Refluxereignisse</td></tr>
<tr><td>Funktionelle Refluxbeschwerden</td><td colspan="2">Symptome unabhängig von Refluxepisoden</td></tr>
</table>

denn ein Abfragen typischer Refluxanzeichen reicht nicht aus. Durch die Symptome auf Kehlkopfebene ist speziell der stille Reflux die Erscheinungsform, mit der logopädisch Tätige häufig in Berührung kommen, ohne es zu wissen.

Wenn ein Sodbrennen vom Betroffenen wahrgenommen wird, aber keine abnormalen Refluxereignisse vorliegen, spricht man von einem hypersensitiven Ösophagus. Physiologischer Rückfluss von Magensäure beispielsweise nach fettigen oder scharfen Speisen oder nach Alkoholkonsum führt bei dieser Erkrankung zu Schmerzen. Ein Rückfluss von Magensäure kommt bei jedem Menschen vor, bereitet aber normalerweise keine Schmerzen. Die Symptome können medikamentös behandelt werden. Ein erhöhtes Risiko, einen hypersensitiven Ösophagus zu erleiden, besteht bei psychischen Erkrankungen wie beispielsweise Panik- und Angststörungen oder Depressionen.

Funktionelle Refluxbeschwerden liegen vor, wenn ein Sodbrennen wahrgenommen wird, aber kein zeitlicher Zusammenhang mit physiologischen Refluxereignissen erkennbar ist und auch kein pathologischer Reflux die Ursache ist. Diese Erkrankung tritt vermehrt bei Frauen jüngeren Alters auf. Ein erhöhtes Risiko besteht bei psychologischer Komorbidität. Eine medikamentöse Therapie ist im Vergleich zu einem hypersensitiven Ösophagus unwirksam (AWMF, 2014).

Tabelle 1 gibt einen Überblick über die unterschiedlichen Erscheinungsformen.

Zusammenfassung

Ein Reflux kann in unterschiedlichen Erscheinungsformen auftreten und entweder den Magentrakt und/oder die Kehlkopfebene betreffen:

- GERD führt zu Symptomen im Magentrakt
- Bei einem GERD bleiben Symptome auf Kehlkopfebene aus
- GERD ohne Gewebeschaden = NER
- GERD mit Gewebeschaden = ER
- Aus ER kann ein Barrett-Ösophagus entstehen
- Hypersensitiver Ösophagus = Sodbrennen durch physiologische Refluxereignisse
- Kein zeitlicher Zusammenhang zwischen Refluxsymptomen und physiologischen Refluxereignissen = funktionelle Refluxbeschwerden
- LPR führt zu Symptomen bis auf Kehlkopfebene
- Bei einem LPR bleiben klassische Refluxsymptome aus

Refluxsymptome

Im Zusammenhang mit einem Reflux wird häufig als vorherrschendes Symptom ein Sodbrennen genannt. Ein Reflux ruft aber sehr individuelle, breit gefächerte Symptome hervor. Im Folgenden werden einige Krankheitszeichen näher beschrieben, die Betroffene im Zusammenhang einer Befragung genannt haben (Vogt, 2016).

Missempfinden

Bei einem LPR steigt die Magensäure bis auf Kehlkopfebene. Die örtliche Schleimhaut ist nicht resistent gegenüber der Säure und kommt dadurch zu Schaden. Der Körper produziert als Abwehrreaktion Schleim, um ein Schutzschild gegen die Säure zu bilden. Betroffene nehmen dies als Verschleimung wahr. Die Stimme ist belegt und ein Husten kann auftreten. Saures Aufstoßen kann zu Missempfindungen wie einem eigenartigen Geschmack, einem Brennen im Hals, einem Kloß- oder Druckgefühl führen. Die Missempfindungen können auch durch einen Räusperzwang oder Hustenreiz bedingt sein. Meist werden sie durch ein Fremdkörpergefühl ausgelöst. Vor allem der Räusperzwang kann zu einem Teufelskreis führen: Durch das Zusammenschlagen der Stimmlippen beim Räuspern reiben die Schleimhäute aufeinander, sodass als Schutzreaktion Schleim produziert wird, der zu einem erneuten Räusperzwang führt.

Stimmbeschwerden

Ein typisches Symptom eines LPR ist die Heiserkeit. Die Stimme ist nicht belastbar und hält den Alltagsbelastungen nicht stand. Viele Refluxpatientinnen und -patienten berichten von stimmlosen Phasen, einem knarrenden Stimmklang oder einer Stimmanstrengung. Die Stimme breche weg, sei rau, behaucht oder kratzig. Die Heiserkeit umfasst alle stimmlichen Einschränkungen, die durch die Schädigung der Kehlkopfschleimhaut entstehen.

Magenbeschwerden

Da viele Refluxbetroffene die Symptome nicht genau differenzieren können, werden häufig auf Nachfrage allgemeine Magenschmerzen angegeben. Im Speziellen werden Magenbrennen und Magendruck geschildert. Würgereiz oder Aufstoßen kann ebenfalls auftreten. Das meistgenannte Symptom im Zusammenhang mit einem Reflux ist das Sodbrennen. Es tritt allerdings vorwiegend bei einem GERD auf, weshalb LPR-Patientinnen und -patienten oft aus dem Raster fallen, wenn nach Sodbrennen gefragt wird. Obwohl das Symptom schwer greifbar ist und es nicht bei jeder Art des Refluxes auftritt, wird es dennoch als typisch für die Erkrankung angesehen. Ein Sodbrennen stellt sich häufig nach dem Essen, im Schlaf, bei Stress, in der Schwangerschaft oder beim Bücken ein.

Atembeschwerden

Die Folgen eines Refluxes betreffen nicht nur den Magen-Darm- und Kehlkopfbereich. Auch asthmatische Beschwerden wie beispielsweise Atemnotattacken, Atemaussetzer oder Schnarchen können refluxbedingt sein. Der vermehrte Rückfluss von Magensäure löst Entzündungsreaktionen aus und reizt örtliche Nervenfasern. Die daraus resultierende erhöhte Muskelspannung wird auf die Atemwege übertragen und es kann zu Krampfanfällen kommen.

Schluckbeschwerden

Die Entzündungen der Schleimhaut können neben asthmatischen Beschwerden auch zu Schluckbeschwerden führen. Als Folge zeigen sich typische Symptome einer Schluckstörung durch Sensibilitätsstörungen.

All diese genannten Anzeichen können auf einen Reflux hindeuten. Es muss aber nicht jedes Symptom auftreten, um eine Refluxdiagnose stellen zu können. Das Krankheitsbild ist sehr individuell. Beispielsweise zeigen sich abhängig von der Refluxart unterschiedlichste Symptome durch die zugrunde liegenden Pathomechanismen. So kommt es dazu, dass Betroffene oft verneinen, an Reflux zu leiden, da sie kein klassisches Sodbrennen haben, obwohl andere Symptome deutlich zuzuordnen wären. Tabelle 2 stellt die Anzeichen von GERD und LPR gegenüber.

Tab. 2: Gegenüberstellung GERD und LPR

GERD	LPR
Vorkommen	
Vorwiegend im Liegen	Vorwiegend in aufrechter Position
Symptome	
Sodbrennen Schmerzen hinterm Brustbein Saures Aufstoßen	Heiserkeit Fremdkörpergefühl Räusperzwang Verschleimung Schluckstörung Asthmatische Beschwerden Husten Zungenbrennen
Pathomechanismus/Ursache	
Unterer Speiseröhrenschließmuskel defekt	Unterer und oberer Speiseröhrenschließmuskel defekt
Beweglichkeit der Speiseröhre eingeschränkt → Bereinigung der Speiseröhre von der Magensäure erschwert	Beweglichkeit der Speiseröhre intakt → Bereinigung der Speiseröhre von der Magensäure möglich

Die Anzeichen eines hypersensitiven Ösophagus oder einer funktionellen Refluxerkrankung gleichen denen des GERD.

Logopädinnen und Logopäden werden aufgrund der stimmlichen Folgen häufig mit einem LPR konfrontiert. Die Symptome werden vorerst meist nicht mit einem Reflux in Verbindung gebracht. Daher wenden sich Betroffene bei vorherrschenden Stimmproblemen zunächst an ihre Hausärztin bzw. ihren Hausarzt mit der Bitte, ihnen eine Stimmtherapie zu verordnen. Folgendes Beispiel einer an einem stillen Reflux leidenden Patientin schildert den typischen Verlauf in der logopädischen Praxis.

BEISPIEL

Frau S. kommt mit einer Verordnung für eine Stimmtherapie in die logopädische Praxis. Vor einer Woche hat sich die 34-jährige Lehrerin bei ihrem Hausarzt vorgestellt, weil sie seit einiger Zeit immer wieder mit Heiserkeit und einem Räusperzwang zu kämpfen hat. Ihre Stimme sei kratzig, nicht mehr belastbar und breche oft weg. Morgens klagt sie über eine belegte Stimme. Ihr Hausarzt habe ihr gesagt, sie würde ihre Stimme falsch gebrauchen, und habe daraufhin eine Verordnung für eine Stimmtherapie ausgestellt. In der logopädischen Therapie soll sie lernen, ihre Stimme wieder korrekt einzusetzen.

Die Logopädin Frau M. schaut auf die Diagnose und stellt einen Rahmenplan für ihre Behandlung auf. Dabei orientiert sie sich an der Diagnose „funktionelle Stimmstörung". Frau S. erhält Übungen für zu Hause, wie sie ihre Stimme morgens aufwärmen kann, und lernt, ohne Druck zu sprechen. Stimmhygienische Maßnahmen, die besprochen wurden, setzt sie im Alltag um. Nach zehn Einheiten Logopädie hat sie zwar keinen Räusperzwang mehr, aber einen Hustenzwang. Die Stimme ist weiterhin heiser und hält dem Lehreralltag nicht stand. Auch das belegte Gefühl am Morgen hat sich nicht verbessert. Sie ist verzweifelt, weil die Stimme während der logopädischen Übungen klar ist und sie auch positives Feedback ihrer Logopädin erhält, dass sie die Übungen gut umsetze. Auch die Logopädin Frau M. ist verunsichert. Sie stellt infrage, ob Frau S. tatsächlich ihre häuslichen Übungen macht, denn dann müsste doch ein Transfer der gelernten Inhalte stattfinden. Frau M. berät sich mit einem Kollegen. Dieser hatte einen ähnlichen Fall und schickte seinen Patienten nach zehn Stunden zu einem Phoniater, um einen organischen Befund ausschließen zu lassen. Es stellte sich heraus, dass die Stimmlippen seines Patienten Schädigungen durch Säure aufwiesen. Diese Schädigungen hatten die Stimmbeschwerden ausgelöst. Eine Ernährungsumstellung und eine medikamentöse Refluxtherapie bewirkten, dass die logopädische Therapie nach weiteren zehn Einheiten erfolgreich beendet werden konnte.

Nach diesem Gespräch fragt die Logopädin Frau S. in der nächsten Therapiesitzung, ob sie an Sodbrennen leide. Frau S. verneint dies. So etwas habe sie noch nie gehabt. Dennoch schickt Frau M. die Patientin zu einem Phoniater, der einen laryngopharyngealen Reflux feststellt und die weitere Diagnostik und Behandlung einleitet.

Wie in dem Fallbeispiel klagen Patientinnen und Patienten in der logopädischen Anamnese häufig über Heiserkeit, Räusper- und/oder Hustenzwang und mangelnde Belastbarkeit der Stimme. Ein Sodbrennen wird aber meist verneint.

Als Therapeutin bzw. Therapeut ist die Kenntnis über einen LPR daher unerlässlich, um entsprechend handeln zu können. Werden anamnestisch Symptome wie Heiserkeit, Räusperzwang, Druckgefühl, Verschleimung, chronischer Husten, Fremdkörpergefühl, Zungenbrennen oder asthmatische Beschwerden genannt, sollte genauer überprüft werden, ob ggf. ein Reflux ursächlich für die Symptome sein könnte. Das gilt auch dann, wenn ein Sodbrennen verneint wird.

Im nächsten Kapitel werden Risikofaktoren für einen Reflux und mögliche Präventivmaßnahmen aufgeführt.

Zusammenfassung

Die Symptome eines GERD bzw. eines LPR unterscheiden sich und sollten in der Praxis differenziert werden:

- Symptome GERD = Sodbrennen, Schmerzen hinter dem Brustbein und saures Aufstoßen vorwiegend in liegender Position
- Symptome LPR = Heiserkeit (Dysphonie), Fremdkörpergefühl, Räusperzwang, Verschleimung, Schluckstörung (Dysphagie), asthmatische Beschwerden, chronischer Husten und Zungenbrennen vorwiegend in aufrechter Position

Risikofaktoren

BEISPIEL

Herr R. ist 49 Jahre alt, hat ein kleines eigenes LKW-Unternehmen und übernimmt dort auch Schichtdienste. Er ist oft mehrere Tage am Stück mit dem LKW unterwegs. Wenn Angestellte krank sind, übernimmt er zusätzliche Schichten und hat dadurch wenige Erholungsphasen. Er bewegt sich wenig und isst meist etwas Schnelles vom Imbiss am Rastplatz. Für den kleinen Hunger während der Fahrt hat er immer Weingummi oder Chips mit an Bord. Herr R. hat schon mehrere gescheiterte Versuche hinter sich, sich das Rauchen abzugewöhnen. Mittlerweile hat er seinen Nikotinkonsum auf 20 Zigaretten pro Tag eingeschränkt. Bei einer Körpergröße von 180 cm wiegt er 130 kg.

Das Fallbeispiel beschreibt die Risikofaktoren für eine Refluxerkrankung. Menschen mit Übergewicht und/oder starkem Nikotin- bzw. Alkoholabusus sind besonders gefährdet, an einem ER zu erkranken. Auch eine Schwächung des Zwerchfells oder ein Zwerchfelldurchbruch kann zu Refluxsymptomen führen. Männer sind häufiger von einem ER betroffen als Frauen. Eine Infektion mit dem Magenbakterium Helicobacter pylori ist bei einem ER selten.

Ein NER hingegen geht häufig mit einer Helicobakterinfektion einher und tritt vermehrt bei Frauen im jüngeren Alter mit niedrigem Body-Mass-Index auf. Ein Zwerchfelldurchbruch ist bei dieser Refluxart selten (AWMF, 2014). 50-80 % der Refluxpatientinnen und -patienten weisen eine nicht erosive Refluxerkrankung auf (Bas, 2014).

Fetthaltige Speisen wie Backwaren, Frittiertes oder Ähnliches fördern den Rückfluss von Magensäure, da zu viele Fette die Magensäureproduktion anregen. Außerdem können schwer verdauliche Nahrungsmittel wie z. B. frisches Brot, Kohl, Zwiebeln oder Hülsenfrüchte ein Sodbrennen verursachen. Da scharfe Gewürze, Zucker, Alkohol, kohlensäurehaltige Getränke und Kaffee ebenfalls die Magensäureproduktion anregen, kann auch durch diese Lebensmittel ein Reflux begünstigt werden.

Beachtet man diese Risikofaktoren und versucht seinen Lebensstil entsprechend anzupassen, kann einem Reflux vorgebeugt werden oder bestehende Refluxsymptome können abgeschwächt werden. Hierzu sollte eine spezielle Ernährung eingehalten werden, Alkohol und Nikotin gemieden und Stress reduziert werden. Das Hochlagern des Oberkörpers beim Schlafen kann einen nächtlichen Rückfluss der Magensäure verhindern (AWMF, 2014).

Eine Schwangerschaft stellt durch den erhöhten Druck auf den Magen generell einen Risikofaktor für Refluxsymptome dar.

Im Kapitel *Refluxtherapie* werden unter den Therapiemöglichkeiten die Allgemeinmaßnahmen bei Reflux genauer erläutert.

Zusammenfassung

Um einem Reflux vorzubeugen, können Allgemeinmaßnahmen eingehalten werden:

- Präventionsmaßnahmen:
  - Verzicht auf Nikotin und Alkohol
  - Verzicht auf fettige Speisen
  - Stressreduktion
  - Hochlagern des Oberkörpers im Bett
- ER häufiger bei Männern
- NER häufiger bei Frauen

Diagnostik

Ein Reflux kann mittels spezieller Anamnese, Spiegelung (Endoskopie), einer Bestimmung des Säuregehalts in der Speiseröhre (pH-Metrie) oder über die Gabe von Tabletten, die die Säureproduktion hemmen (Protonenpumpeninhibitoren/PPI), diagnostiziert werden (Labenz, Holtmann, 2018).

In einer herkömmlichen logopädischen Praxis besteht nicht die Möglichkeit, eine entsprechende Untersuchung durchzuführen, um einen LPR identifizieren zu können. Es existieren jedoch einige Selbsteinschätzungsbögen, die einen Refluxverdacht abklären sollen. Diese stammen überwiegend aus dem angloamerikanischen Raum und sind nicht speziell für die Verwendung in logopädischen Praxen bzw. für die Anwendung bei Stimmstörungen konzipiert worden. Beispielhaft wird hier der Reflux-Symptom-Index (RSI) vorgestellt, für den bereits eine deutsche Übersetzung vorliegt.

Der RSI (Belafsky et al., 2002) setzt sich aus neun Symptomen zusammen, die von Betroffenen der Schwere nach skaliert werden. Die Skala reicht von 0 (keine Symptome) bis 5 (starke Symptome). Abgefragt werden „Heiserkeit oder andere Stimmprobleme", „Räusperzwang", „Schleimbildung im Hals, Rachen oder im Nasenrachenraum", „Probleme, Essen, Flüssigkeiten oder Tabletten zu schlucken", „Husten nach dem Essen oder im Liegen", „Atmungsprobleme oder Gefühl von Erstickungsepisoden", „Reizhusten", „Globusgefühl bzw. Gefühl der Kloßbildung im Hals" und „Sodbrennen, Brustschmerz, Gefühl der aufsteigenden Säure".

Ein Verdacht auf Reflux – allerdings nicht speziell auf LPR – besteht ab einem Rohwert von 13. Tabelle 3 zeigt die deutsche Übersetzung des RSI nach Jecker, 2012.

Tab. 3: RSI (in Anlehnung an Jecker, 2012)

Wie oft und wie stark traten bei Ihnen die genannten Beschwerden im letzten Monat auf (bitte ankreuzen) 0 = keine Probleme 5 = starke Probleme						
Heiserkeit oder andere Stimmprobleme	**0**	**1**	**2**	**3**	**4**	**5**
Räusperzwang	**0**	**1**	**2**	**3**	**4**	**5**
Schleimbildung im Hals, Rachen oder Nasenrachenraum	**0**	**1**	**2**	**3**	**4**	**5**
Probleme, Essen, Flüssigkeiten oder Tabletten zu schlucken	**0**	**1**	**2**	**3**	**4**	**5**
Husten nach dem Essen oder im Liegen	**0**	**1**	**2**	**3**	**4**	**5**
Atmungsprobleme oder Gefühl von Erstickungsepisoden	**0**	**1**	**2**	**3**	**4**	**5**
Reizhusten	**0**	**1**	**2**	**3**	**4**	**5**
Globusgefühl, Gefühl der Kloßbildung im Hals	**0**	**1**	**2**	**3**	**4**	**5**
Sodbrennen, Brustschmerz, Gefühl der aufsteigenden Säure	**0**	**1**	**2**	**3**	**4**	**5**
Summe						

Für den logopädischen Praxisalltag empfiehlt es sich, die Betroffenen zunächst einen Selbsttest durchführen zu lassen (Tab. 4). Dieser fragt klassische Symptome eines GERD und eines LPR ab und erfasst wichtige Lebensumstände. Erfahrungsgemäß erkennt der Selbsttest auch einen Verdacht auf stillen Reflux, sodass er für die logopädische Praxis geeignet ist. Die Fragen des Tests sollen mit ‚Ja' oder ‚Nein' beantwortet werden. Je mehr Fragen bejaht werden, desto wahrscheinlicher ist es, dass ein Reflux ursächlich für die Symptome ist und desto dringender sollte eine weiterführende Diagnostik in die Wege geleitet werden. Erfahrungsgemäß sollte ab drei ‚Ja'-Antworten ein Reflux als Ursache für die Beschwerden in Erwägung gezogen werden.

Tab. 4: Selbsttest

Tritt oder treten mindestens 1-2x pro Woche eines oder mehrere folgender Symptome auf?		
	Ja	**Nein**
Räusperzwang		
Magenbrennen		
Verschleimung		
Heiserkeit		
Magendruck		
Eigenartiger Geschmack		
Schmerzen hinter dem Brustbein		
Brennen im Rachen		
Sodbrennen		
Bitte beantworten Sie die folgenden Fragen!		
Haben Sie in letzter Zeit (im Zusammenhang mit Ihren Symptomen) Ihre Ernährung umgestellt?		
Sind Sie übergewichtig?		
Leiden Sie unter Stress?		

Anamnese

Im Rahmen der Anamnese sind zuallererst die vorherrschenden Symptome zu erfassen. Da auch einige Medikamente einen Reflux begünstigen können, sollte anamnestisch der aktuelle Medikamentenplan abgefragt werden (Mönnikes, 2013). Es ist wichtig, nähere Angaben zu erfragen, z. B. seit wann bzw. wie lange die Symptome bereits auftreten, wie häufig sie sich äußern und in welcher Intensität. Hilfreich ist es auch, zu ermitteln,

ob die Symptome vorwiegend im Liegen oder im Stehen auftreten, um zwischen einem GERD und einem LPR differenzieren zu können.
Im Gespräch können eventuell auch schon Zusammenhänge zwischen dem Auftreten von Symptomen und der Nahrungsaufnahme, einer Stresssituation oder einer sportlichen Aktivität aufgedeckt werden.

Endoskopie

Bei einer Endoskopie wird mithilfe eines Endoskops die Speiseröhre betrachtet (Abb. 2). So kann eine primäre Diagnose gestellt und der Schweregrad eines möglichen Refluxes bestimmt werden. Eine Endoskopie ist indiziert, wenn Refluxsymptome vorherrschend sind und Warnsignale wie z. B. eine Schluckstörung, Blutarmut, großer Gewichtsverlust oder familiäre Disposition für einen bösartigen Tumor des oberen Verdauungstraktes vorliegen. Bei vorheriger nicht wirksamer medikamentöser Therapie mit PPI oder auf ausdrücklichen Wunsch kann ebenfalls eine Endoskopie durchgeführt werden (Seewald et al., 2017). In den meisten Fällen liegen allerdings trotz Reflux keine endoskopisch erkennbaren Veränderungen an der Speiseröhre vor (NER), sodass eine unauffällige Endoskopie einen Reflux nicht ausschließen kann (AWMF, 2014). Können mithilfe der Endoskopie Veränderungen an der Speiseröhrenschleimhaut

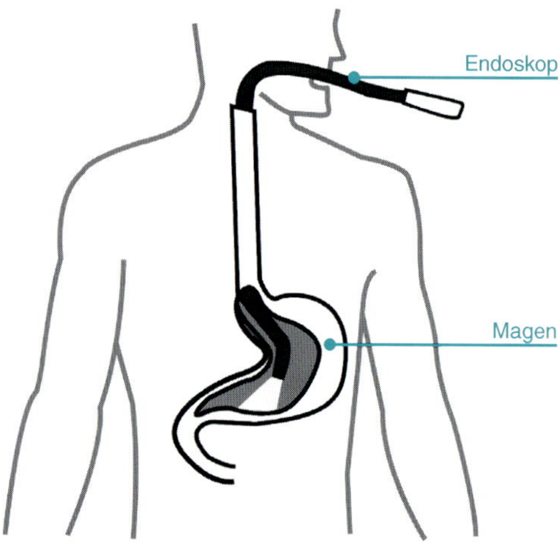

Abb. 2: Endoskopie

festgestellt werden, misst die 24h-pH-Metrie den pH-Wert in der Speiseröhre über einen Zeitraum von 24 Stunden.

24h-pH-Metrie

Eine 24h-pH-Metrie ist bei Verdacht auf einen Reflux ohne typische Symptome und/oder bei Vermutung, dass auf Kehlkopfebene Manifestationen vorliegen, indiziert. Dabei wird über einen Zeitraum von 24 Stunden mithilfe einer kleinen Sonde die Säurekonzentration in der Speiseröhre gemessen (Abb. 3). Man unterscheidet die 24-Stunden-pH-Metrie von der kombinierten 24-Stunden-pH-Metrie mit Impedanzmessung. Eine Impedanzmessung misst die Leitfähigkeit der Speiseröhre und des Speiseröhreninhalts, also wie lange der Speisebrei in der Speiseröhre verweilt bzw. wie schnell er diese passiert. Sollte eine Impedanzveränderung vorliegen, aber keine Nahrungsaufnahme erfolgt sein, könnte es sich um Refluat handeln. Flüssigkeit oder Nahrung in der Speiseröhre führt zu einer Impedanzänderung. So können sowohl Bewegungen der Nahrung als auch der Kontakt der Speiseröhrenschleimhaut mit Säure erfasst werden. Eine Einteilung in saure, schwach saure und nicht saure Refluxereignisse ist somit möglich. Die kombinierte 24h-pH-Metrie-MII ist der 24h-pH-Metrie vorzuziehen, sofern diese verfügbar ist (AWMF, 2014).

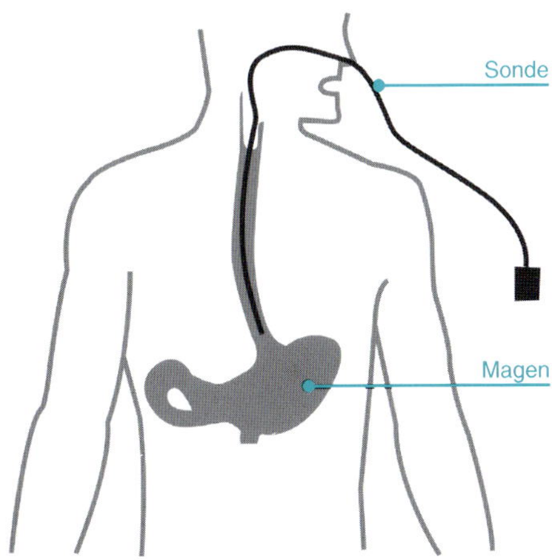

Abb. 3: 24h-pH-Metrie

Medikamentöse Therapie mit Protonenpumpenhemmern

Protonenpumpenhemmer (Protonenpumpeninhibitoren/PPI) sind eine Medikamentengruppe, die die Magensäurepumpe blockieren. Dadurch wird der pH-Wert im Magen dauerhaft angehoben.
Soweit keine Alarmsymptome vorliegen und es sich um klare Refluxsymptome handelt, kann eine Behandlung mit PPI ohne weitere Diagnostik erfolgen (Bohle, 2017).
Bei der medikamentösen Behandlung wird nach AWMF (2014) zwischen einer Akut- und einer Langzeittherapie unterschieden. Die Langzeittherapie gliedert sich in 3 Unterformen:

- kontinuierlich
- intermittierend
- bei Bedarf

Die Akuttherapie wird zu Beginn durchgeführt, um eine akute Refluxepisode auszuschließen. Im Anschluss folgt die Langzeittherapie. Sie kann kontinuierlich oder intermittierend durchgeführt werden. Bei der Bedarfstherapie wird das Medikament nur bei akuten Symptomen, bei erhöhtem Risiko, z. B. Stress, oder nach einem scharfen Essen eingenommen. Eine Behandlung mit PPI ist allerdings nur bei saurem Reflux wirksam. Schlägt die medikamentöse Therapie nicht an, schließt dies keinesfalls einen Reflux aus.
Eine Akuttherapie wird meist über vier Wochen durchgeführt. Liegt nach Ablauf dieser Zeit keine deutliche Besserung der Symptome vor, kann dies an mangelnder Mitarbeit der Betroffenen liegen. Die Compliance der Medikamenteneinnahme lässt im Verlauf der Behandlung nach (Fass & Gasiorowska, 2008). Ist die Mitarbeit gut und es stellt sich dennoch keine Besserung ein, sollte eine Endoskopie durchgeführt werden.
Tritt eine Besserung der Symptome ein, kann die Medikation gesenkt und ggf. zu einer Bedarfstherapie übergegangen werden.

Ösophageale Manometrie

Vor Operationen sollten mittels einer ösophagealen Manometrie die Schließmuskelfunktion und die Muskeltätigkeit der Speiseröhre beurteilt werden. Dabei misst eine Sonde während des Schluckens von einer kleinen Menge Wasser den Druck in der Speiseröhre und bestimmt deren Beweglichkeit (Mönnikes, 2013).

Zusammenfassung

Um einen Reflux festzustellen, können unterschiedliche Diagnostikinstrumente eingesetzt werden:

- RSI
- Selbsttest
- Anamnese
- Endoskopie
- 24-h-pH-Metrie
- PPI
- Ösophageale Manometrie

Refluxtherapie

Therapiemaßnahmen gliedern sich in Allgemeinmaßnahmen, Medikamente oder chirurgische Eingriffe. Die Ziele der Therapie unterscheiden sich je nach Diagnose. Während bei einem ER Beschwerdefreiheit und eine intakte Schleimhaut angestrebt werden, reicht bei einem NER eine Beschwerdefreiheit aus.

Allgemeinmaßnahmen

In Tabelle 5 sind Allgemeinmaßnahmen zur Behandlung der Refluxsymptome in Anlehnung an die Leitlinie der AWMF (2014) aufgelistet.

Tab. 5: Allgemeinmaßnahmen
(in Anlehnung an: S2k-Leitlinie 021/013 Gastroösophageale Refluxkrankheit, 2014)

- Gewichtsreduktion
- Erhöhung des Oberkörpers beim Schlafen
- Vermeidung von Spätmahlzeiten
- Alkoholreduktion
- Nikotinverbot
- Verzicht auf Schokolade, Koffein, scharfe Speisen, Zitrusfrüchte, kohlensäurehaltige Getränke

Weder für eine Nikotinkarenz noch für eine Alkoholreduktion oder den Verzicht auf Genussmittel gibt es wissenschaftlich nachgewiesene Effekte auf den Reflux. Dennoch werden diese Maßnahmen im Sinne eines allgemein gesunden Lebensstils empfohlen (AWMF, 2014).
Eine Ernährungsumstellung kann die Refluxtherapie unterstützen. Hierzu finden Sie im Anhang einen Link zu einem Ampelsystem, das einen Überblick darüber gibt, welche Lebensmittel einen Reflux verschlimmern können und welche prinzipiell unbedenklich sind. Auch individuelle

Nahrungsmittelunverträglichkeiten können einen Reflux begünstigen, sodass eine Ernährungsberatung als Teil der Therapie zu empfehlen ist. Ganz ohne Medikamente gehen die Schmerztherapeuten Liebscher und Bracht bei ihrer Refluxtherapie vor. Sie präsentieren auf ihrer Internetseite Zwerchfellübungen, die den Reflux lindern sollen. Dabei geht es um ein Training des Zwerchfells, das durch sitzende Tätigkeit und mangelnde Bewegung nicht mehr flexibel ist.

Durch Inaktivität verhärten die Faszien des Zwerchfells und schränken es in seiner Beweglichkeit ein. Es kann den Schließmuskel in seiner Funktion nicht unterstützen, sodass Magensäure in die Speiseröhre gelangen kann. Liebscher und Bracht raten daher dazu, die Faszienverspannung mithilfe von Osteopressur und gezielten Entspannungsübungen (z. B. Massage mit Blackroll) zu behandeln (Abb. 4).

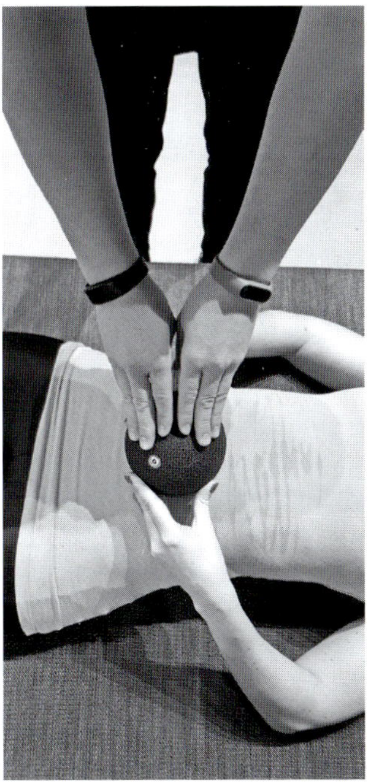

Abb. 4: Übungen nach Liebscher und Bracht

Ein trainiertes und entspanntes Zwerchfell kann nach ihrer Auffassung die gestörte Schließfunktion der Speiseröhre beheben und somit auch einen Reflux (Liebscher & Bracht, 2018).

Medikamentöse Therapie

Wenn ein Reflux angenommen wird und keine weiteren Risikofaktoren vorliegen, kann eine medikamentöse Therapie mit Protonenpumpenhemmern (Protonenpumpeninhibitoren/PPI) eingesetzt werden. PPI verhindert, dass Protonen in den Magen gelangen. Diese sind für die Magensäureproduktion erforderlich. Wenn weniger Protonen zur Bildung von Magensäure vorhanden sind, kann weniger Magensäure produziert werden.

Das Vorgehen sollte nicht bei unspezifischen Symptomen angewandt werden. In diesem Fall ist eine weiterführende Untersuchung mittels einer 24h-pH-Metrie erforderlich (AWMF, 2014).

Bei bestehendem Reflux können Antazida oder H2-Blocker eingenommen werden. Antazida, wie bspw. Talcid®, sind Basen, die die Magensäure neutralisieren, ohne die Säureproduktion zu beeinflussen. H2-Blocker hemmen die Säureproduktion, indem sie die Histaminrezeptoren im Magen besetzen. Ein Andocken von Histamin an die Rezeptoren hätte eine Produktion von Magensäure zur Folge. Die H2-Blocker verhindern ein Andocken des Histamins an die Rezeptoren und somit die Produktion von Magensäure. Rezeptfreie H2-Blocker sind Ranitidin® und Famotidin® (Ratgeber Sodbrennen, 2018). Tabelle 6 fasst die üblichen Medikamente zusammen.

Tab. 6: Refluxmedikamente

PPI	Antazida	H2-Blocker
Omeprazol®	Talcid®	Famotidin®
Rabeprazol®		Ranitidin®
Pantoprazol®		Nizatidin®
Lansoprazol®		Cimetidin®
Esomeprazol®		

Chirurgische Eingriffe

Für Refluxbetroffene, die durch eine PPI-Therapie keine Symptombesserung erreichen oder die die medikamentöse Therapie ablehnen, gibt es chirurgische Alternativen. Alle Eingriffe sind bei Patientinnen und Patienten, die eine Schließmuskelstörung haben oder an einem progressiven Verlauf leiden, indiziert. In einigen Fällen treten trotz medikamentöser Therapie weiterhin Symptome durch die erhöhte Säurebelastung auf, die durch einen chirurgischen Eingriff behoben werden können (Fuchs, 1998). Eine dieser Möglichkeiten ist die laparoskopische Fundoplicatio (Abb. 5), bei der in einem operativen Eingriff eine Manschette um die Speiseröhre und die Magenöffnung gelegt wird, um den Magensäurerückfluss in die Speiseröhre zu reduzieren (Corvinus, 2018).

Der Vorteil gegenüber den anderen Verfahren besteht darin, dass bei dieser Vorgehensweise kein Fremdkörper eingesetzt wird, sondern die Manschette aus körpereigenem Material geformt wird. Ein Nachteil, der sich daraus ergibt, ist, dass die Anatomie nicht erhalten bleibt. Langfristig gesehen konnte nachgewiesen werden, dass die laparoskopische Fundoplicatio signifikant wirksamer ist als die medikamentöse Therapie (Lepsien et al., 1993).

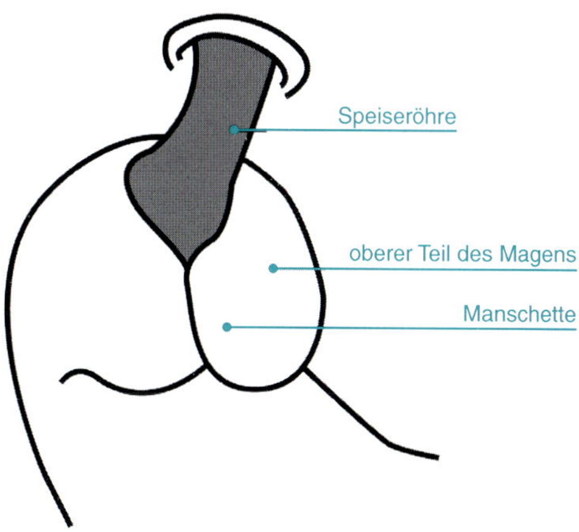

Abb. 5: Laparoskopische Fundoplicatio

Eine weitere Option stellt das magnetische Antireflux-System (Abb. 6) dar. Bei diesem operativen Eingriff wird ein Ring aus aneinander fixierten Magnetperlen um die Speiseröhre gelegt. Die Magnetkette bildet am Übergang zum Magen eine flexible Antirefluxbarriere, die den Speisebrei passieren lässt und anschließend den Übergang wieder verschließt und somit einen Rückfluss verhindert. Dieser Eingriff ist organerhaltend. Ein Nachteil ist, dass das System nicht bei Zwerchfellrissen über 3 cm angewandt werden kann (Peitgen, 2012).

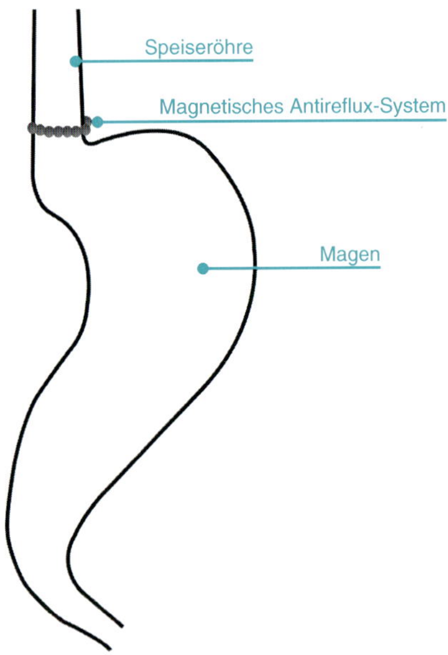

Abb. 6: Magnetisches Antireflux-System

Endostim ist ein elektronischer Stimulator für den unteren Speiseröhrenschließmuskel. Über ein Tablet können elektrische Impulse den Schließmuskel der Speiseröhre unterstützen. Auch dieses Verfahren erhält die natürliche Anatomie.

Beratung bei Reflux

Kommt eine Patientin bzw. ein Patient mit Hinweisen auf einen möglichen Reflux in die logopädische Praxis, sollte eine entsprechende Beratung stattfinden. Diese besteht aus der Besprechung von Allgemeinmaßnahmen und sollte dem Zweck dienen, die Notwendigkeit einer weiterführenden Diagnostik abzuklären. Es empfiehlt sich, den Selbsttest durchführen zu lassen und danach – je nach Ergebnis – über das weitere Vorgehen zu entscheiden.

Zusammenfassung

Liegt ein Reflux vor, können verschiedene Maßnahmen zu einer Linderung der Symptome führen:

- Allgemeinmaßnahmen = Nikotin- und Alkoholabstinenz, Gewichtsreduktion, Hochlagern des Oberkörpers/Kopfes, Verzicht auf Genussmittel, Vermeidung von Spätmahlzeiten
- Übungen nach Liebscher und Bracht
- Medikamente = PPI, Antazida, H2-Blocker
- Chirurgische Eingriffe = Fundoplicatio, magnetisches Anti-Reflux-System, Endostim
- Beratung

Folgeerkrankungen

Es besteht ein wissenschaftlich belegter Zusammenhang zwischen Reflux und Stimmstörungen (Koufman et al., 2000). Rees und Belafsky (2009), die den Zusammenhang zwischen Stimmstörungen und Sodbrennen untersucht haben, konnten bei 70 % der teilnehmenden Stimmpatientinnen und -patienten einen Reflux feststellen. Liegt eine refluxbedingte Stimmstörung vor, reicht eine herkömmliche logopädische Therapie nicht aus. Durch die Säure können die Schleimhäute gereizt sein und eine medikamentöse Therapie ist erforderlich (Pahn et al., 2000). Um in der Stimmtherapie Fortschritte zu erreichen und gleichzeitig die Symptome zu lindern, ist eine weiterführende Diagnostik mit der entsprechenden ergänzenden Therapie notwendig. Es existieren sowohl Studien, die die positiven Auswirkungen einer Stimmtherapie auf die medikamentöse Behandlung eines Refluxes (Park et al., 2012) belegen als auch den positiven Einfluss einer medikamentösen Refluxtherapie auf die Stimmtherapie (Kandogan et al., 2012).

Schildert eine Patientin oder ein Patient Anzeichen eines LPR, sollte die Logopädin bzw. der Logopäde daher hellhörig werden und eine entsprechende Diagnostik einleiten. Neben Stimmstörungen sind auch Krebserkrankungen als Folge eines Refluxes möglich. Ein GERD ist beispielsweise einer der Risikofaktoren für Speiseröhrenkrebs. In mehreren Studien konnte ein Zusammenhang zwischen einem GERD und Speiseröhrenkrebs festgestellt werden (AWMF, 2015).

Wenn durch einen LPR die Kehlkopfschleimhaut der Magensäure zu lange ausgesetzt ist, kann als Spätfolge Kehlkopfkrebs entstehen (Jungheim & Ptok, 2011). Des Weiteren kann die Säure auf Dauer zu einem Barrett-Ösophagus führen. Ein Barrett-Ösophagus zeichnet sich durch eine veränderte Zellstruktur der Schleimhaut in der Speiseröhre aus. Als Folge der chronischen Säurebelastung bilden sich pathologische Zylinderepithelzellen, die in der Endoskopie nicht von den anderen Zellen unterschieden werden können. Bei Verdacht auf das Vorliegen eines Barrett-Ösophagus muss eine Untersuchung des Gewebes erfolgen (AWMF, 2014). Diese dient vor allem dem rechtzeitigen Erkennen eines Speiseröhrenkrebses, der aus dem Barrett-Ösophagus resultieren kann.

Etwa 10 % der Refluxpatientinnen und -patienten weisen als Folge der Säurebelastung diese spezifischen Veränderungen auf. Insbesondere adipöse Männer über 50 Jahre laufen Gefahr, bei langjähriger Reflux-Erkrankung an einem sogenannten Barrett-Ösophagus zu erkranken. Nikotinabusus, ein Zwerchfelldurchbruch und ein hoher Prozentanteil an Bauchfett stellen zusätzliche Risikofaktoren dar (Seewald et al., 2017).

Zusammenfassung

Wenn ein Reflux nicht behandelt wird, können auf Dauer Folgeerkrankungen auftreten:

- Stimmstörungen
- Speiseröhren- bzw. Kehlkopfkrebs
- Barrett-Ösophagus

FAQ – Häufig gestellte Fragen

Gibt es einen Zusammenhang zwischen Stimme und Reflux?

Kommt die Schleimhaut des Kehlkopfes in Kontakt mit der Magensäure, kommt sie zu Schaden. Anders als die Magenschleimhaut ist die Kehlkopfschleimhaut nicht resistent gegen den pH-Wert der Magensäure (Sittel, 2003). Durch die Beschädigungen kann es beispielsweise zu Symptomen wie Fremdkörpergefühl, Heiserkeit, Husten- oder Räusperzwang kommen. Somit kann ein Reflux ursächlich für eine Stimmstörung sein. In diesem Fall reicht eine logopädische Therapie allein nicht aus und es sollte über zusätzliche Behandlungsmethoden nachgedacht werden.

Gibt es einen Zusammenhang zwischen Zähnen und Reflux?

Auch der Zahnschmelz kann durch den Kontakt mit Magensäure angegriffen werden. Bei nicht mehr intaktem Zahnschmelz droht z. B. Karies. Zahnbeschwerden können demnach ein Hinweis auf einen möglichen Reflux sein.

Gibt es einen Zusammenhang zwischen Ernährung und Reflux?

Die Ernährung hat einen großen Einfluss auf die Refluxsymptome. Bestimmte Nahrungsmittel können die Symptome auslösen oder verstärken. Die Leitlinie Refluxkrankheit rät deshalb auch dazu, individuell unverträgliche Nahrungsmittel und Getränke zu meiden (AWMF, 2014). Grundsätzliche Empfehlungen für oder gegen Lebensmittel gibt die Lebensmittelampel der National Heartburn Assoziation (NHA) (siehe Tab. 7). Ein Link befindet sich im Anhang. Unter diesem kann die Ampel heruntergeladen werden.

Die NHA teilt die Lebensmittel in die Kategorien Obst und Gemüse, Getreide und Milchprodukte, Fleisch und andere Eiweiße sowie Fette, Öle, Süßigkeiten und Getränke. Innerhalb der Kategorien gibt es grüne, gelbe und rote Nahrungsmittel. Die grünen sind unbedenklich, gelbe Lebensmittel sollten nur in Maßen verzehrt werden und auf Nahrungsmittel aus der roten Kategorie sollte bei Refluxbeschwerden gänzlich verzichtet werden. Empfehlenswert ist es, über 14 Tage ein Tagebuch zu führen, um herauszufinden, welche Lebensmittel Symptome hervorrufen und welche nicht.

Gibt es einen Zusammenhang zwischen Schwangerschaft und Reflux?

Verursacht durch den steigenden Druck auf den Magen und den veränderten Hormonspiegel tritt während einer Schwangerschaft bei 40-85 % der Schwangeren ein Reflux auf. Sollten Allgemeinmaßnahmen unwirksam sein, können Schwangere versuchen, die Magensäure mit einer schwachen Base zu neutralisieren. Schlägt auch diese Methode nicht an, wird ein Medikament verschrieben, das die Magensäureproduktion hemmt (AWMF, 2014). Nach der Schwangerschaft verschwindet der Reflux meist von selbst.

Im Anhang finden Sie einen Link zu einem Ratgeber speziell für Schwangere.

Gibt es einen Zusammenhang zwischen Sport und Reflux?

Durch die erhöhte Belastung auf den Schließmuskel haben viele Sportlerinnen und Sportler beim Training Refluxbeschwerden. Da die Durchblutung in der Muskulatur zunimmt, wird sie in der Speiseröhre gesenkt. Als Folge ist die Reinigung der Speiseröhre weniger effektiv. Ein zusätzlicher Speichelmangel durch das Schwitzen verschlechtert die Reinigung von Magensäure zusätzlich. Das Verweilen der Magensäure in der Speiseröhre kann zu Reizungen und Entzündungen der Speiseröhrenschleimhaut führen. Sportler bzw. Sportlerinnen können dem entgegenwirken, indem sie nicht unmittelbar vor dem Training essen und während des Trainings Kaugummi kauen. Das Kaugummi regt den Speichelfluss an und ermöglicht somit eine bessere Reinigung der Speiseröhre von der Magensäure (McKeag & Moeller, 2007).

Tab. 7: Empfohlene Lebensmittel bei Refluxerkrankung Lebensmittelampel der National Heartburn Association (www.sodbrennen.de/wp-content/uploads/Lebensmittelampel.pdf)

	OBST	GEMÜSE
✓✓	Äpfel Getrocknete Äpfel Apfelsaft Bananen	Möhren Weißkohl Erbsen Brokkoli Grüne Bohnen Pellkartoffeln
✓	Milder Orangensaft Apfelschorle Pfirsiche Blaubeeren Himbeeren Erdbeeren Trauben Getrocknete Cranberrys	Knoblauch Gedünstete Zwiebeln Lauch Sauerkraut Frühlingszwiebeln
✗	Zitronen	Tomaten Kartoffelpüree Pommes frites Rohe Zwiebeln Kartoffelsalat

✓✓ = unbedenklich
✓ = nur in Maßen zu verzehren
✗ = gänzlich zu verzichten

	GETREIDE	MILCHPRODUKTE
✓✓	Mehrkornbrot (nicht ofenfrisch) Weißbrot (nicht ofenfrisch) Weißer Reis Brauner Reis Couscous Brezeln Reiswaffeln Haferflocken Gezuckerte Frühstücksflocken Frühstücksflocken auf Kleiebasis	Frischkäse (fettarm) Fetakäse Ziegenkäse Magermilch Saure Sahne (fettarm) Sojakäse (fettarm)
✓	Knoblauchbrot Kuchen Müsli	Joghurt Vollmilch Hüttenkäse (fettarm) Cheddarkäse Mozzarella
✗	Nudeln mit Sahne- oder Käsesauce Nudeln mit Meeresfrüchtesauce	Saure Sahne Milchshake Eiscreme Hüttenkäse (normal)

✓✓ = unbedenklich
✓ = nur in Maßen zu verzehren
✗ = gänzlich zu verzichten

	FLEISCH	EIER, NÜSSE UND HÜLSENFRÜCHTE
✓✓	Rinderhackfleisch (besonders mager) Rindersteak (gegrillt) Hähnchenbrust (ohne Haut) Fisch (frisch, ohne Fett gebraten)	Hühnereiweiß
✓	Rinderhackfleisch (mager) Hähnchensalat Thunfischsalat Hotdog (vom Rind oder Schwein) Schinken	Rühreier (in Butter gebraten) Spiegeleier Nüsse oder Erdnussbutter Gebackene Bohnen
✗	Rinderhackfleisch Lendenfilet (marmoriert) Hähnchennuggets Scharf gewürzte, frittierte Hähnchenflügel	

✓✓ = unbedenklich
✓ = nur in Maßen zu verzehren
✗ = gänzlich zu verzichten

	FETTE, ÖLE UND SÜSSIGKEITEN	GETRÄNKE
✓✓	Kartoffelchips (gebacken) Kekse (fettarm) Gummibärchen Salatdressing (fettarm)	Mineralwasser (ohne Kohlensäure)
✓	Ketchup Mayonnaise (fettarm)	Wein (alkoholfrei) Bier (alkoholfrei) Cola
✗	Schokolade Maischips Kartoffelchips (normal) Butterkekse Sahnetorte Salatdressing (sahnig) Salatdressing (Essig/Öl) Mayonnaise (fettreich)	Alkoholische Getränke (Spirituosen) Wein Kaffee Orangensaft Grapefruitsaft Limonade

✓✓ = unbedenklich
✓ = nur in Maßen zu verzehren
✗ = gänzlich zu verzichten

Anhang

Links und Internetadressen

Ampelsystem der National Heartburn Alliance:
www.balancedconcepts.net/Heartburn_Alliance_chart.pdf

Deutsche Gesellschaft für Gastroenterologie, Verdauungs- und Stoffwechselerkrankungen:
www.dgvs.de

Gastro Liga e. V.: Ratgeber für Patienten. Schwangerschaft bei Erkrankungen des Magen-Darm-Kanals und der Bauchspeicheldrüse:
www.gastro-liga.de/download/Schwangerschaft-Magen-Darm-Bauchspeich-web.pdf

Leitlinie Refluxkrankheit der Arbeitsgemeinschaft der Wissenschaftlichen Medizinischen Fachgesellschaften e. V.:
www.awmf.org/uploads/tx_szleitlinien/021-013l_S2k_Refluxkrankheit_2014-05.pdf

Ratgeber Sodbrennen: www.sodbrennen.de

Übungen nach Liebscher und Bracht:
www.liebscher-bracht.com/schmerzlexikon/reflux-sodbrennen/

Literaturverzeichnis / Onlinequellen

Ampelsystem der National Heartburn Alliance:
www.balancedconcepts.net/Heartburn_Alliance_chart.pdf [01.06.2018]

Leitlinie Refluxkrankheit der AWMF:
www.awmf.org/uploads/tx_szleitlinien/021-013l_S2k_Refluxkrankheit_2014-05.pdf [17.12.2017]

Leitlinienprogramm Onkologie (Deutsche Krebsgesellschaft, Deutsche Krebshilfe, AWMF):
S3-Leitlinie Diagnostik und Therapie der Plattenepithelkarzinome und Adenokarzinome des Ösophagus, Langversion 1.0, 2015, AWMF Registernummer: 021/023OL
www.awmf.org/uploads/tx_szleitlinien/021-023OLk_Plattenepithel_Adenokarzinom_Oesophagus_2015-09.pdf [11.07.2018]

DocCheckLexikon:
http://dccdn.de/streaming.doccheck.com/jpg/5/58e66c4040839556bcd6280a54271db91475247311_b_0.jpg [14.07.2018]

Deutsche Gesellschaft für Gastroenterologie, Verdauungs- und Stoffwechselerkrankungen:
www.dgvs.de [17.12.2017]

Frick Chirurgie:
www.frick-chirurgie.ch/linx.html [10.07.2018]

Liebscher-Bracht R. (2018).
www.liebscher-bracht.com/schmerzlexikon/reflux-sodbrennen/ [17.06.2018]

Ratgeber Sodbrennen:
www.sodbrennen.de/reflux/ [17.12.2017]

Ratgeber Sodbrennen Labenz J., Holtmann G.:
www.gastro-liga.de/fileadmin/download/Sodbrennen-137-06_17.pdf [17.12.2018]

Sodbrennen Hilfe:
www.sodbrennen-hilfe.de/home/ [17.12.2017]

Sodbrennen-Welt:
www.sodbrennen-welt.de/news/200809-Antireflux-Operation--Heilung-ohne-Medikamente.htm [10.07.2018]

Literaturverzeichnis / Monografien, Zeitschriftenartikel, Sammelwerke

Bas H. (2014). Gastroösophagealer Reflux. Wann macht die Endoskopie Sinn? In: Der Allgemeinarzt, 36 (7), S. 47-50.

Belafsky P. C., Postma G. N., Koufman J. A. (2002). Validity and Reliability of the Reflux Symptom Index (RSI). In: Journal of Voice, 16 (2), S. 274-277. doi: 10.1016/S0892-1997(02)00097-8.

Bohle W. (2017). Reflux und PPI-Therapie. Für wen, wie viel, wie lange? In: Der Allgemeinarzt, (39) 6, S. 62-65.

Corvinus F. (2018). Refluxerkrankung – Welche operativen Möglichkeiten stehen zur Verfügung? In: Der Allgemeinarzt, 40 (6), S. 48-52.

Fass R., Gasiorowska R. (2008). Refractory GERD: What is it? In: Curr Gastroenterol Rep, 10 (3), S. 252-257.

Fuchs K.-H. (1998). Stellenwert der laparoskopischen Fundoplicatio. In: Deutsches Ärzteblatt, 95 (40), S. A-2466-2467.

Jecker P. (2012). Möglichkeiten der Refluxdiagnostik durch den Hals-Nasen-Ohren-Arzt. In: HNO, 60, S. 186-192.

Jungheim M., Ptok M. (2011). Oropharyngeale pH-Metrie. Überblick und Darstellung einer neuen pH-Metriemethode. In: HNO, 59, S. 893-899. doi: 10.1007/s00106-011-2329-5.

Kandogan T., Aksoy G., Dalgic A. (2012). Effects of Omeprazole Over Voice Quality in Muscle Tension Dysphonia Patients With Laryngopharyngeal Reflux. In: Iranian Red Crescent Medical Journal, 14 (12), S. 787-791. doi: 10.5812/ircmj.2292.

Koufman J. A., Amin M. R., Panetti M. (2000). Prevalence of reflux in 113 consecutive patients with laryngeal and voice disorders. In: Otolaryngology-Head and Neck Surgery, 123 (4), S. 385-388.

Lepsien G., Lüdtke F.-E., Neufang T. (1993). Laparoskopische Operationen: Fundoplikatio nach Nissen-Rossetti. Laparoskopische Operationen: Fundoplikatio nach Nissen-Rossetti. In: Hartel W. (eds) Wandel der Chirurgie in unserer Zeit. Langenbecks Archiv für Chirurgie (Gegründet 1860, Kongressorgan der Deutschen Gesellschaft für Chirurgie), vol 1993. Springer, Berlin, Heidelberg

McKeag, D. B., Moeller, J. L. (2007). In: ACSM's Primary Care Sports Medicine. Second Edition. American College of Sports Medicine: Philadelphia.

Mönnikes H. (2013). Refluxbedingte Beschwerden – Hausärztliche Diagnostik und Therapie. In: Der Allgemeinarzt, 35 (15), S. 34-39.

Pahn J., Schlottmann A., Witt G., Wilke W. (2000). Diagnostik und Therapie der Laryngitis gastrica. In: HNO, 48, S. 527-532.

Park J., Shim M., Hwang Y., Cho K., Joo Y., Cho J., Nam I., Kim M., Sun D. (2012). Combination of Voice Therapy and Antireflux Therapy Rapidly Recovers Voice-Related Symptoms in Laryngopharyngeal Reflux Patients. In: Otolaryngology – Head and Neck Surgery, 146 (1), S. 92-97. doi: 10.1177/0194599811422014.

Peitgen, K. (2012). Das LINX-Antirefluxsystem eine neue minimal-invasive Methode zur Behandlung der gastroösophagealen Refluxerkrankung. In: CHAZ 13 (4), S. 229-233.

Rees C. J., Belafsky P. C. (2009). Laryngopharyngeal reflux: Current concepts in pathophysiology, diagnosis, and treatment. In: International Journal of Speech-Language Pathology, 10 (4), S. 245-253.

Seewald S., Bannwart F., Müller A., Sauter B., Bertschinger P. (2017). Reflux-Erkrankungen und Barrett-Ösophagus. In: Swiss Medical Forum – Schweizerisches Medizin-Forum 2017, 17 (6), S. 135-142.

Sittel C. (2003). Laryngopharyngealer Reflux. Paradigmenwechsel oder diagnostisches Sammelbecken? In: HNO, 51 (9), S. 690-693.

Vogt L. (2016). Konstruktion eines Selbsteinschätzungsinstrumentes zur Abklärung eines Refluxverdachtes bei Dysphonien. Master-Arbeit an der HAWK Hildesheim.